DR. ANDREAS PENNO

5 Schritte zur seelischen
Gesundheit

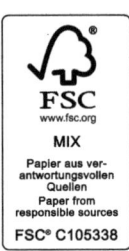

Bibliografische Informationen der Deutschen
Nationalbibliothek: Die Deutsche Nationalbibliothek
verzeichnet Publikationen in der Deutschen
Nationalbibliografie, detaillierte bibliografische Daten
sind im Internet über http://dnb.dnb.de abrufbar.

Lektorat: Annette Penno
Umschlag & Satz: Matthias Siebe

Herstellung und Verlag:
BoD – Books on Demand, Norderstedt
ISBN 978-3-7386-2269-0

Printed in Germany

Dr. Andreas Penno

5 Schritte zur seelischen Gesundheit

Books on Demand GmbH 2015

Lieber Leser, Liebe Leserin

Die 5 Schritte zur seelischen Gesundheit sind eine Zusammenfassung meiner persönlichen und beruflichen Erfahrungen in der Arbeit als Arzt. Gesundheit hat mehrdimensionale Aspekte und kann nicht nur als Defekt der Körpermaschine aufgefasst werden. In diesem Buch gehe ich auf 5 Aspekte der ganzheitlichen Gesundheit ein: Beziehungen, Emotionen, Arbeit, Körper und Finanzen. Ergänzt durch mein christliches Menschenbild als Einheit aus Körper, Seele und Geist gehe ich vereinzelt auch auf spirituelle Aspekte der Gesundheit ein und orientiere mich in Sachen Lebenslogik und Weisheit an der Bibel.

Ich lade Sie ein, meine Gedanken einfach mal mitzugehen. Wenn Sie aus diesem Buch Anregungen für sich selbst ziehen, würde ich mich sehr über positives Feedback freuen:

Ihr Dr. Andreas Penno
info@dr-penno.de

Inhalt

1. Schritt:

Aufrichtige und gute Beziehungen

Wir Menschen sind Beziehungswesen. Stimmt die Beziehung zu meiner Frau, bin ich leistungsfähig und gut gelaunt. Wie anfällig ich an dieser Stelle für Störungen bin, zeigt sich beim nächsten Streit oder – schlimmer noch – bei schweigender Funkstille. Meistens halte ich das nicht lange aus und gehe in eigenem Interesse den ersten Schritt auf Sie zu und spreche den Konflikt an … Wie schön, wenn wir danach wieder versöhnt an die Arbeit gehen können!

Als Säuglinge, die hilflos auf die Fürsorge ihrer Eltern angewiesen sind, haben wir entweder Sicherheit und Geborgenheit erlebt oder aber die ersten Unsicherheiten in der Beziehung zu unseren Bezugspersonen erfahren. Alle Psychologen sind sich einig, dass die wesentlichen Grundlagen unserer Beziehungsfähigkeit in der frühen Kindheit gelegt werden. Glücklich kann sich derjenige schätzen, der Liebe und Vertrauen erlebt hat und auf dieser Basis die unsichere Welt erobern konnte. Jede Mutter und jeder Vater hat hier eine wertvolle Aufgabe, dem eigenen Kind Nähe und Sicherheit zu vermitteln. Der Schutz der Familie ist für eine Gesellschaft von jeher ein hohes politisches Gut und wichtig für den sozialen Frieden jedes

Landes. Die Familie ist der Ort, an dem wir Respekt und Achtung vor den Mitmenschen lernen und im idealen Fall einen liebevollen Umgang mit Familienangehörigen, Freunden und Nachbarn. Das prägt die Umgangskultur einer Generation, die sich den Herausforderungen der Globalisierung stellen muss. Die Fähigkeit, hieraus Chancen für die eigene Positionierung in einer sich immer schneller verändernden Umwelt zu erkennen, steigt in dem Maße, wie man sich seiner selbst bewusst ist, um die eigenen Stärken weiß und seine Talente und Fähigkeiten auf der Basis eines gesunden Selbstvertrauens zur Entfaltung bringen kann. Junge Eltern leisten hier einen unschätzbar wichtigen Beitrag für das Urvertrauen eines Kindes in sich selbst und seine Umwelt, wenn sie eine gesunde starke Bindung zu Ihrem Sprössling aufbauen und ihm ein Gefühl von Sicherheit, Nähe, Liebe und Zugehörigkeitsgefühl geben.

Zu sich selbst

Die positive Botschaft an alle diejenigen unter uns, die hier traurig auf Ihre Defizite schauen und nicht so viel Glück in Ihrer Kindheit hatten, ist die, dass wir als Erwachsene bewusst eigene Entscheidungen treffen können, um Ermutigung, Aufbauung und Liebe für unser inneres Kind zu finden. Sie haben jetzt die Wahl, sich selbst zu lieben. Sie können entscheiden, mit welchen Menschen und Dingen Sie sich umgeben und womit Sie Ihr Herz und Ihren Geist füttern. Tun Sie die Dinge, die Ihnen guttun und pflegen Sie die Beziehungen, die Sie aufbauen und ermutigen! Die wesentliche Voraussetzung für Nächstenliebe ist Selbstliebe. Sie können erst mit anderen Menschen in echte Beziehung treten, wenn Sie sich selbst zu lieben und zu achten gelernt haben. Vielleicht ist für diejenigen, die hier schmerzliche Erfahrungen gemacht haben, eine Reise zu sich selbst und den verlorenen Tagen Ihrer Kindheit ratsam. Für die Pflege und Liebe Ihrer eigenen Persönlichkeit ist es nie zu spät.

Ein paar Anregungen, um sich selbst aufzubauen

Finden Sie die Dinge, die Sie lieben und Ihnen gut tun, z.B.:

- ein Waldspaziergang

- ein angenehmes Schaumbad in der Wanne

- eine dampfende Tasse Tee

- die Lektüre eines inspirierenden Buches

- Ihr Lieblingsmusikstück

- den Genuss eines Stückchens
  Schokolade oder Käse

- ein Glas Rotwein vorm brennenden Kaminofen

- ein ausgiebiges Telefonat mit
  einem lieben Menschen

Im Freundeskreis

Isoliert zu sein, hat den gleichen negativen Effekt auf die Gesundheit wie der Konsum von 15 Zigaretten am Tag. Wer einsam ist, leidet unter chronischem Stress: Die Konzentration von Stresshormonen wie Kortisol und Noradrenalin sind im Urin und Speichel von Menschen mit wenigen Bindungen erhöht. Damit ist Einsamkeit ein Gesundheitsrisiko. Keine Freunde zu haben, setzen Forscher von den negativen Folgen für die Gesundheit her damit gleich, Alkoholiker zu sein. Fehlende soziale Interaktion ist schädlicher für die Gesundheit, als keinerlei Sport zu treiben, und doppelt so gefährlich wie Fettleibigkeit. Also achten Sie auf die Pflege Ihrer Beziehungen und Freundschaften: Rufen Sie gleich heute einen guten alten Freund oder eine Freundin an. Vereinbaren Sie einen Termin für ein Treffen. Erzählen Sie von sich, schwelgen in alten Erinnerungen und hören Sie zu. Besuchen Sie Ihre alten Eltern, sofern Sie noch leben. Bleibende Freundschaften bilden sich oft in der Kindheit und Jugend. Wer sie danach pflegt, dem erlauben sie ein längeres Leben. Die Wahrscheinlichkeit, alt zu werden, ist um 50 Prozent erhöht, wenn man in Beruf, Familie und Freizeit von freundlichen Menschen umgeben ist und etwas dafür tut, dass die Menschen freundlich zu einem selbst sind. Wer keine Freunde und wohlwollende Verwandten hat, ist stärker von Infarkt und Schlaganfall bedroht als Menschen, die keinerlei Sport treiben.

Also achten Sie auf ein gutes soziales Netz, in dem Sie sich wohlfühlen. Sie tun Ihrer Gesundheit etwas unschätzbar Gutes. Laden Sie gute Freunde zum Essen zu sich nach Hause ein und pflegen Sie Geselligkeit. Fragen Sie nach dem letzten Urlaub oder tauschen Sie sich über die gelungene Zubereitung des Essens aus. Sie können auch nach gemeinsamen Anknüpfungspunkten für ein Gespräch suchen, indem Sie sich bewusst machen, was Sie an Ihren Freunden mögen. Loben Sie sie und sprechen Sie über gemeinsame Vorlieben, Fähigkeiten oder Erinnerungen. Das macht glücklich - und erhöht zugleich die Wahrscheinlichkeit der Menschen, die in Ihrem Umkreis von 1,5 km leben, um 25 Prozent, ebenfalls glücklich zu werden! Das sind Ergebnisse einer Studie, die den ansteckenden gesunden Effekt von guten Gefühlen und Glück in der Nachbarschaft untersucht haben (Fowler JH, Christakis NA: Dynamic spread of happiness in a large social network: longitudinal analysis over 20 years in the Framingham Heart Study. BMJ 2008;337:a2338).

Gute Gefühle und Glück sind demnach ein gemeinschaftliches Phänomen, das ansteckend wirkt. Zufriedenheit und Gesundheit sind ansteckend. Wer von zufriedenen Menschen umgeben ist, dem wird es in Zukunft wahrscheinlich noch besser gehen. Menschen, die keine Freunde haben und einsam durchs Leben gehen, erleiden früher einen Herzinfarkt, haben ein schwächeres Immunsystem, bekommen mehr Infektionen und erleiden häufiger eine Depression. Der positive Effekt von guten Freunden und sozialen Beziehungen auf die Gesundheit ist klar. Wie genau starker sozialer Rückhalt gesund macht, ist bislang noch unklar. Wenn jemand mit einer Gruppe verbunden ist und sich für andere verantwortlich fühlt, überträgt sich das wohl auf den Umgang mit sich selbst. Man passt dann besser auf sich auf, lebt gesundheitsbewusster und geht weniger starke Risiken ein. Die körpereigenen Stresshormone sind vermindert und setzen den Körper nicht ständig unter Stress. Wer einsam seine Kreise zieht, schläft schlechter, erholt sich nicht so gut und empfindet Freizeitvergnügen als weniger befriedigend. Signalmoleküle, die Entzündungen fördern, finden sich vermehrt, während die Aktivität jener Substanzen gedämpft ist, die eine Infektion eindämmen. Es ist also bewiesen, wie gut Freunde und eine erfüllte Partnerschaft Ihrer Gesundheit tun. Nach hilfreichen Gesprächen heilen Wunden besser zu. Die Blutgerinnung und das Abwehrsystem sind aktiviert, Stressmoleküle lassen sich kaum im Körper nachweisen.

In der Partnerschaft

Männer und Frauen sind irgendwie füreinander geschaffen, worin der Reiz Ihrer Beziehung liegt. Aber auch hier will der Umgang miteinander gelernt sein.

Es gibt den berühmten kleinen Unterschied. Und den sollte man respektieren. Warum Männer angeblich nicht zuhören können und Frauen womöglich schlechter einparken, soll hier nicht behandelt werden. Es gibt aber Forschungsergebnisse, die ein paar Tipps füreinander nahelegen:

Wollen Männer Ihrer Partnerin, die unter Stress steht, etwas Gutes tun, helfen sie ihr am meisten, wenn sie sie massieren und schweigen. Ihr Stress lässt dann nach. Männer, die unter Druck stehen, wollen hingegen mit ihrer Partnerin reden und Verständnis signalisiert bekommen. Dann sind sie bei anschließenden psychischen Belastungen robuster. Sie haben weniger Angst und reagieren bei schwierigen Aufgaben nicht so nervös. Wollen Männer hingegen ihre Frau verbal beruhigen, während sie unter Stress steht, hat das kaum positive Auswirkungen auf die körperliche Alarmreaktion – dann besser schweigen und den Nacken massieren. Beginnen Sie eine neue Affäre mit Ihrem eigenen Partner: Therapeuten empfehlen die Anmietung eines Hotelzimmers, ein geplantes gemeinsames Wochenende und ungestörte Zeiten ohne Kinder. Eheleute können sich so neu entdecken und Ihrer routinierten Beziehung etwas Frische geben.

Bringen Sie wieder etwas Abwechslung in Ihre Beziehung. Verlieben Sie sich neu in Ihren Partner. Es wird Ihnen guttun.

Die Beziehung zu Gott, mir selbst und den Mitmenschen

Sind die Beziehungen zu mir selbst und meinen Mitmenschen geklärt, Selbst- und Nächstenliebe, macht mich das neugierig auf die spirituelle Dimension meines Lebens. Hier sehen viele Experten sogar ein umgekehrtes Beziehungsgeflecht: Ist meine Beziehung zu Gott als meinem Schöpfer, dem höchsten Sein, das alles Dasein ins Leben gerufen hat, geklärt, können auch meine Beziehung zu mir selbst und meinen Mitmenschen gelingen. Wie der Gottesbezug meines Lebens persönlich werden kann, beschreibt die folgende Geschichte:

Ein Vater im alten Orient hat zwei Söhne. Der jüngere Sohn kann den Tod seines Vaters nicht abwarten. Er will schon vorher sein Erbe haben. Damit wünscht er eigentlich seinem Vater den Tod auf den Hals. Welche Beziehung hatte der jüngere Sohn wohl zu seinem Vater? Und wie geht der Vater mit dieser

Forderung um? Er geht auf sie ein, obwohl er wissen musste, dass es nicht nur eine grobe Unverschämtheit, sondern auch der Wunsch des Sohnes war, der Vater möge eigentlich schon tot sein. Trotzdem verkauft der Vater die Hälfte seines Vermögens und teilt das Erbe seinem Sohn zu. Der will nichts wie weg – bloß aus den Augen des Vaters, weg aus der Enge und Spießigkeit des elterlichen Alltags. Frei sein. Abenteuer erleben. Das nötige Kleingeld dazu hat er jetzt. Eine Zeit lang geht das gut. Aber irgendwann ist das Geld weg und er landet bei den Schweinen. Im wahrsten Sinne des Wortes am Ende. Dann die Besinnung. Eher aus Berechnung, als aus echter Reue, will er lieber als Sklave auf dem Hof seines Vaters arbeiten, als im Ausland zu verrecken. Es ist einen Versuch wert. Er legt sich seine Entschuldigungen zurecht und wählt seine Worte, um den Vater gnädig zu stimmen.

Aber der will seine Entschuldigungen nicht hören. Monatelang hat der Vater nichts anderes gemacht, als sehnsuchtsvoll an den Horizont zu starren, um die Rückkehr seines Sohnes herbeizusehnen. Dann endlich entdeckt er ihn. Der Vater vergisst sich selbst. Er macht sich vor allen Angestellten und sich selbst lächerlich, hebt sein Beinkleid, entblößt seine nackten Beine und rennt dem Jungen entgegen: Undenkbar für einen Patriarchen im Orient! Hingerissen voller Liebe und Sehnsucht nach dem geliebten Kind, fällt er ihm um den Hals. Küsst ihn, lässt ihn kaum zu Wort kommen und bringt ihm sofort wieder die Insignien der Macht: den Siegelring für Handlungsvollmacht und das Kleid als Zeichen der Erbfolge und Sohnschaft. Jetzt ein Fest! Der Junge ist wieder zu Hause, da wo er hingehört!

Und der Bruder? Brav hat er sich für die Interessen der Familie und des Vaters eingesetzt. Kaum Grund zum Feiern. Ein pflichtbewusstes, ödes Leben ohne viel Freude. Jedenfalls ist er ordentlich misstrauisch, als er den Lärm des Festes hört. Was gibt es für einen Anlass? Ein Angestellter klärt ihn auf: „Dein Bruder ist wieder da!" Der, der das Erbe mit Huren durchgebracht hat? Wie man sonst noch Spaß haben kann, weiß der pflichtbewusste ältere Sohn sehr wohl. Aber er hat es sich nie erlaubt. Vielleicht ist es ihm auch nie erlaubt worden. Die Arbeit ging ja immer vor. Tiefe Bitterkeit steigt aus seinem Herzen hervor und wütend stellt er den Vater zur Rede. „All diese Jahre habe ich mich für dich geschunden. Alles habe ich getan, was du von mir verlangt hast. Aber nie hast du mir auch nur eine junge Ziege gegeben, damit ich mit meinen Freunden einmal richtig hätte feiern können. Und jetzt, wo dein Sohn zurückkommt, der dein Geld mit Huren durchgebracht hat, jetzt lässt du sogar das Mastkalb schlachten!" Der ältere Sohn, obwohl immer zu Hause geblieben, war doch ebenso meilenweit vom Herzen des Vaters entfernt, wie sein vermeintlich verlorener jüngerer Bruder!

Was antwortet der Vater? "Was ich habe, gehört auch dir." Er hätte sich alles gönnen können, von dem Reichtum und Wohlstand des Vaters profitieren können. Er hat es sich aber selbst nie erlaubt. Das Gute liegt vor seinen Füßen und er greift nicht zu. Bitterkeit, Frust und Pflichtbewusstsein haben sein Herz vergiftet und ihm keinen Zugang zum Herzen seines Vaters erlaubt. Eine ebenso schwere Beziehungsstörung wie bei seinem jüngeren Bruder. Sie sind beide verlorene Söhne. Aber die Liebe des Vaters lässt trotz Vermögensverlust der Hälfte des Wohlstandes ein Fest ausrichten. Dem Vater ist die Wiederherstellung der Beziehungsfähigkeit mehr wert. Er will das Herz und das Vertrauen beider Söhne gewinnen. Beziehung herstellen. Sie zu ihrer wahren Identität bringen. Erben seines Wohlstandes, Mitinhaber, die in Liebe und Verantwortung mit dem Überfluss umgehen, der ihnen zur Verfügung steht. (Die Geschichte ist im Original in der Bibel nachzulesen: Lukas 15,11-32).

Diese Geschichte hat Symbolcharakter für uns alle: Wir sind Kinder unseres Vaters im Himmel. Die einen brechen aus, die anderen bleiben zu Hause. Aber beide Umgangsweisen können uns von unserer Lebensberufung fern halten. Eine ungestörte Beziehung zu uns selbst, unseren Mitmenschen und unserem Schöpfer ist dann schwer möglich.

Die zentrale Aussage des christlichen Glaubens ist die, dass Jesus gekommen ist, um unsere ursprüngliche Beziehung zu Gott dem Vater wiederherzustellen und damit auch wieder Beziehung zu uns selbst und anderen zu ermöglichen. Die vertikale Achse des Kreuzes ermöglicht unseren Zugang zum Himmel – dem verlorenen Paradies. Die horizontale Achse versetzt uns in die Beziehungsfähigkeit zu unseren Mitmenschen. Und an Jesus Christus als persönlichem Erlöser führt kein Weg vorbei. So symbolisiert das Kreuz des Christentums die reparierte Beziehung nach oben und zu den Mitmenschen.

Fragen zum Weiterdenken:

Welche Menschen tun mir gut,
ermutigen mich und bauen mich auf?
Die Gegenwart welcher Menschen suche
ich gerne? Warum fühle ich mich in der
Gegenwart dieser Menschen so wohl?

Welche Beziehungen will ich
wieder aufleben lassen?

Welchen Menschen kann ich meinen Dank
für Ihre Freundschaft ausdrücken? Und wie?

Wo lässt mir meine Lebensgestaltung
Zeit für echte Freundschaften?

Gibt es eine «beste Freundin» oder
einen «besten Freund»? Wenn
nicht, wer könnte das werden?

Was erwarte ich von einer
Freundin, einem Freund?

Was bin ich bereit, in eine
Freundschaft einzubringen?

Mit wem will ich meine freie Zeit
gestalten, mit wem nicht?

Ist mir meine Religiosität, mein Glaube, Hilfe in Krisensituationen?

Welche Beziehung habe ich zu Gott? Könnte sie persönlicher werden?

Mag ich mich selbst genug? Was kann ich für meine Selbstliebe tun?

2. Schritt:

Eine durch Lebenssinn und
Balance veredelte Arbeit

Machen Sie sich auf die Suche nach der Leidenschaft Ihres Lebens! Vielleicht ist es ein Hobby, das Sie zum Beruf machen könnten. Oder eine besondere Ansammlung von Talenten und Fähigkeiten, um die herum Sie einen Job basteln könnten. Ich bin davon überzeugt, dass jeder Mensch mit seiner eigenen einzigartigen Biographie und der Kombination aus speziellen Talenten und Fähigkeiten, die nur er hat, eine ebenso einzigartige Berufung im Leben auszufüllen hat. Entdecken Sie Ihre Berufung und scheuen Sie nicht vor einer beruflichen Veränderung zurück, wenn Sie wissen, dass das Ihre Leidenschaft ist. Letztlich werden Sie beruflich immer mit Menschen konkurrieren, die genau diese Leidenschaft Ihres Lebens ausüben und dabei natürlich deutlich besser arbeiten, weil sie lieben, was sie tun. Also machen Sie sich auf die Suche nach Ihrer Lebensaufgabe! Fragen Sie sich:

1. Was würden Sie werden, wenn Sie nicht scheitern könnten? Die Beantwortung dieser Frage ermöglicht Ihnen den Zugang zu dem, was Sie wirklich wollen.

2. Von allen Menschen auf der Welt – wessen Job hätten Sie am liebsten? Was tut dieser Mensch? Was gefällt Ihnen daran so gut?

3. Was macht Ihnen Spaß? Welche Situationen mögen Sie? Was tun Sie gern? Was lesen Sie gern? Worüber reden Sie gern? Wenn Sie gerne ein Buch schreiben würden - worüber?

4. Was können Sie gut? Was sind Ihre Talente (von Geburt an) und Ihre Fähigkeiten (im Laufe des Lebens entwickelt)?

5. Stellen Sie sich vor, Sie hätten nur noch 6 Monate zu leben. Was würden Sie ab heute tun, wenn dem so wäre?

6. Legen Sie die Liste, was Ihnen Spaß macht, neben die Liste, was Ihre Fähigkeiten sind. Notieren Sie die Dinge, die auf beiden Listen vorkommen. Diese Liste ist sehr wichtig, sie ist ihre „goldene" Liste

7. Nehmen Sie diese „goldene" Liste und überlegen Sie, wie Sie die einzelnen Elemente darauf vereinigen können.

8. Habe ich alles, was ich im Moment brauche?

9. Ist mein Lebensstil auch für meine Familie der richtige?

10. Lebe ich am richtigen Ort und mit den richtigen Personen zusammen?

11. Habe ich meinen optimalen Arbeitsrhythmus gefunden?

12. Fühle ich mich fast immer entspannt und wohl?

13. Fällt es mir aufgrund meines Arbeitsablaufs leicht, schöpferisch zu sein und mein Potential auszunutzen?

14. Macht mir meine Tätigkeit wilden Spaß und entspricht Sie meinen Fähigkeiten?

15. Habe ich genügend Geld, so dass ich ohne Sorgen leben kann?

Den Lebenssinn aufspüren

Es gibt einige Zugangswege zu Ihrem persönlichen Lebenssinn, der Ihre Arbeit veredeln kann:

1) Schauen Sie auf das, was Ihnen unbändigen Spaß macht, Ihnen Freude gibt und Ihrer Arbeit Sinn verleiht. Erstellen Sie ruhig einmal

eine Liste Ihrer ganz persönlichen Dinge, die Ihnen Freude bereiten. Dabei müssen Sie nicht unbedingt an Ihre Arbeit denken. Einfach alles, was Sie gerne und ohne Anstrengung tun. Könnten Sie eventuell einen Job um diese Dinge herum entwickeln, wenn Sie mit Ihrer jetzigen Situation auf Kriegsfuß stehen? Ich möchte Sie nicht ermutigen, vorschnell Ihren bisherigen Job aufzugeben. Aber langfristig werden Sie mehr Erfüllung in einer Tätigkeit finden, die Sie lieben. Auf dem Arbeitsmarkt werden Sie immer mit Menschen konkurrieren, die lieben, was sie tun und daher deutlich bessere Ergebnisse liefern. Oder ändern Sie ihre Einstellung zur Arbeit. Es steckt Würde und Sinn im Tätigsein. Jedoch müssen die Aufgaben auch zu Ihren Fähigkeiten und Kompetenzen passen.

2) Gehen Sie zurück in Ihre Kindheit: Was wollten Sie als Kind einmal später werden? Welches Thema steckte hinter diesen Berufswünschen? Welche frühen Talente können Sie in Ihrem Leben bei sich entdecken?

3) Über welche Talente, Fähigkeiten und Begabungen verfügen Sie heute? Was sind Ihre Stärken? Listen Sie einmal alle Ihre Fertigkeiten und Dinge

auf, die Sie gut können. Was macht Sie einzigartig? Die Kombination Ihrer Talente, Fähigkeiten und Begabungen wird auf der Welt etwas Besonderes sein. Denn auch bei 7 Milliarden Menschen auf der Welt stellt Ihre Persönlichkeit in Ihrer besonderen Kombination aus natürlichen Begabungen, Stärken und Fähigkeiten, die Sie im Laufe Ihrer Biographie entwickelt haben, einen einzigartigen Schatz dar. Sie sind aufgrund Ihrer besonderen Kombination von Merkmalen in der Lage, eine Berufung zu finden, die sonst niemand auf der Welt hat. Tun Sie diese besondere Aufgabe nicht, wird sie auf dieser Welt einfach nicht so getan, wie Sie es tun könnten!

Sie werden einfach besser arbeiten können, wenn Sie Ihrem Lebenssinn auf die Spur kommen. Dann stimmt das Ziel und die Richtung Ihres Lebens und Sie lassen sich nicht mehr so schnell als Erfüllungsgehilfe vor den Karren anderer Menschen spannen – Sie leben dann selbstbestimmt und nicht fremdbestimmt. Die lohnende Arbeit, sich mit sich selbst und den eigenen Talenten zu beschäftigen, wird sie voranbringen. Machen Sie sich auf den Weg zu Ihrem persönlichen Lebenssinn. Haben Sie dann den Mut, Ihrem Herzen und Ihrer inneren Stimme zu folgen und sich die Umstände zu suchen, in denen Sie das in Ihrem Beruf ausüben können! Sie haben es in der Hand. Sie sind der Gestalter Ihres Lebens und können frei wählen, in welcher Situation sie auch immer momentan stecken! Nehmen Sie Ihren Lebenspartner und die Menschen, die Ihnen etwas bedeuten, mit auf diese Reise. Ihre Umwelt wird dann verstehen, wie wichtig Ihnen dieses Thema ist.

Einfach eine ungeliebte Arbeit zu tun, nur weil sie Geld bringt, ist menschenunwürdig. Dann ist das gezahlte Gehalt eigentlich nur ein Schmerzensgeld. Sie werden einen Sprung an Lebensqualität machen, wenn Sie tun, was Sie lieben! Außerdem wird die Qualität Ihrer Arbeitsergebnisse steigen, wenn Sie auf die Stimme Ihres Herzens hören und einer Arbeit nachgehen, die Sie erfüllt. Wir bringen im Laufe unseres Lebens bis zu 80 Prozent unserer Lebenszeit mit Arbeit und den dazugehörigen Themen zu. Aus diesem Grund ist es so wichtig, sein Leben nicht mit einer Arbeit zu verschwenden, die zwar Geld, aber keine Erfüllung bringt. Sie werden dann zwar schneller an einem Ziel ankommen, aber sie werden vielleicht enttäuscht feststellen, dass es das für Sie falsche Ziel war. Der Kompass ist wichtiger als die

Uhr. Lernen Sie die Richtung Ihres Lebens kennen, dann können Sie auch Abweichungen und Umwege managen. Schlagen Sie Ihren persönlichen Kurs ins Glück ein und lassen Sie sich nicht davon abbringen!

Haben Sie bereits schon eine Ahnung von Ihrem Lebenssinn? Entdecken Sie die beruhigende Kraft eines klaren Lebenssinnes, den Sie in ein paar Sätzen aufschreiben können.

Eine praktische Übung:

1) Werte definieren: - Was ist mir wichtig? Wofür will ich mich einsetzen? Welche Werte spielen in meinem Leben eine große Rolle?

2) Fähigkeiten und Stärken: Was kann ich gut und begeistert mich? Welche Talente setze ich ein?

3) Wege und Mittel: Wie will ich mit meinen Fähigkeiten und Stärken meinen Werten folgen, um damit meinen Sinnsatz notieren zu können?

Nehmen Sie sich ruhig Zeit und schreiben Sie Ihren Lebenssinn auf Papier! Machen Sie es sich nicht unnötig schwer: Ein erster Entwurf ist schon eine große Hilfe für Sie, den man später noch überarbeiten kann!

Aber schreiben Sie Ihren persönlichen Lebenssinn unbedingt auf! Das klärt und entlastet ihr Gehirn.

Ich verrate Ihnen meinen persönlichen Lebenssinn: „Ich möchte anderen Menschen helfen, Ihre Lebensqualität zu verbessern und ein Stück Himmel auf die Erde zu holen, indem ich zuhöre, berate, schreibe, bete, therapiere und begleite, Strategien vermittele und Visionen fürs Leben aufzeige."

In Balance arbeiten

In Deutschland sind Stresserkrankungen auf dem Vormarsch. Mittlerweile sind mit 75.000 Fällen bundesweit die Gründe für eine Frührente psychischer Natur. Die Menschen scheiden vorzeitig aus dem Arbeitsleben mit einer psychischen Diagnose aus, häufig durch Überlastung, Depression und Burn-Out. Lassen Sie es nicht so weit kommen und achten Sie auf Ihre Arbeitskraft und Leistungsfreude. Auch hier gilt: Vorbeugen ist besser als Heilen! Die Amerikaner sagen: Love it or leave it! Lieben Sie Ihre Arbeit oder lassen Sie sie sein. Überlegen Sie, ob Ihre Arbeit zu Ihren Kompetenzen, Fähigkeiten und Begabungen passt, die Sie oben in Ihrem Lebenssinnsatz formuliert haben. Wenn ja, herzlichen Glückwunsch! Finden Sie immer mehr eine Liebesbeziehung zu Ihrer Arbeit und bringen Sie es auf Ihrem Gebiet zur Meisterschaft. Bilden Sie sich fort und lernen Sie konstant dazu. Wenn nein, dann überlegen Sie, ob Sie sich beruflich verändern wollen. Vielleicht können Sie ein Hobby zum Beruf machen, etwas, das Ihnen leicht fällt und das Sie lieben?

Bei mir persönlich waren es die Arbeitsumstände und Bedingungen, die ich ändern musste, um das Hamsterrad zu verlassen. Seit meiner beruflichen Selbstständigkeit habe ich viel mehr das Gefühl, selbstbestimmt und motiviert zu arbeiten. Ich bin der Herr über meine Zeiteinteilung und mein Arbeitspensum. Das hat eine enorme Verbesserung meiner Lebensqualität zur Folge gehabt. Seit dem arbeite ich zum größten Teil meines Tages im Flow und liebe, was ich tue. Das wünsche ich Ihnen auch.

Wann entsteht Stress?

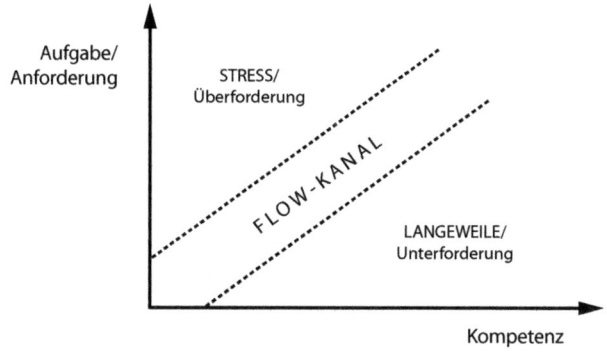

Dr. Andreas Penno

Flow in der Arbeit entsteht bei Tätigkeiten, die mich die Zeit vergessen lassen. Chirurgen während einer Operation berichten häufig über dieses Erlebnis: Hier passt die Anforderung der Aufgabe perfekt zu den eigenen Kompetenzen und Fähigkeiten. Die Arbeit wird als herausfordernd und lohnend erlebt, aber nicht als Überforderung. Stress entsteht erst dann, wenn die Aufgabe zu schwierig ist und nicht zu den eigenen Fähigkeiten und Kompetenzen passt. Dann rutscht man aus dem Flow-Kanal heraus. Ebenso kann es zu Langeweile oder Unterforderung kommen, wenn die eigene Kompetenz zu hoch und die Aufgabe zu anspruchslos ist. Optimal ist eine herausfordernde

Aufgabe, in der man Flow-Erlebnisse haben kann, indem die Anforderungen zu den Kompetenzen passen und man in der Aufgabe aufgeht. Dabei lässt sich die Zeit vergessen und man produziert Erfolgserlebnisse in der Arbeit, die man bewältigt.

Vielleicht wollen Sie aber auf die Sicherheit Ihrer bisherigen Tätigkeit nicht verzichten. Dann fällt Ihnen sicherlich etwas ein, wie Sie Ihre Arbeit angenehmer, schneller und effektiver erledigen können. Lernen Sie etwas über Zeit- und Zielmanagement, Arbeitsorganisation und Stressmanagement. Fassen Sie gleichartige Tätigkeiten zu Blöcken zusammen und arbeiten Sie sie konsequent und konzentriert ab. Lernen Sie, zwischen Wichtigem und Dringendem zu unterscheiden. Ein gutes Werkzeug dazu ist die berühmte Eisenhower-Matrix (siehe Abb.), die Aufgaben in vier Feldern nach Dringlichkeit und Wichtigkeit sortiert. Dringend und wichtig sind demnach die Dinge mit höchster Priorität wie Krisen, Probleme und Terminsachen, die man am besten selbst sofort erledigt. Die wichtigen, aber nicht dringenden Dinge wie Gesundheitsvorsorge, Erholung, Planung, Klärung der eigenen Werte und Lebensvision, ebenso wie PR und Netzwerkarbeit terminiert man am besten und erledigt Sie ohne Stress. Tut man das nicht, werden diese Dinge irgendwann richtig dringend und wichtig, so dass man sie spätestens dann doch unter Termindruck erledigen muss. Denken Sie nur an Zahnschmerzen ... Die nicht dringenden und auch nicht wichtigen Dinge ignoriert man am besten gleich völlig oder wirft diese Sachen in den Papierkorb. Sie fressen nur Aufmerksamkeit und lenken uns ab. Für die dringenden, aber nicht wichtigen Dinge findet man am besten durch Delegation an andere eine Lösung: In diesen Bereich fallen die meisten Telefonate oder auch Emails genauso wie andere Störungen unserer Konzentration auf die nicht dringenden aber wichtigen Dinge.

Eisenhower-Matrix:

		Dringlichkeit	
		dringend	**nicht dringend**
Wichtigkeit	**wichtig**	A / I Sofort selbst erledigen	B / II Terminieren und selbst erledigen
	nicht wichtig	C / III An kompetente Mitarbeiter delegieren	D / IV Nicht bearbeiten (Papierkorb)

Quelle: www.wikipedia.de

Sortieren Sie Ihre Tätigkeiten nach Prioritäten. Es ist günstig, am Tag das Wichtigste zuerst zu erledigen, solange Sie noch frisch und ausgeruht sind. Gleiches gilt für unangenehme Arbeiten. Packen Sie den Stier bei den Hörnern und streichen Sie dies nach Erledigung der ungeliebten Arbeit genüsslich von Ihrem To-Do-Zettel. Belohnen Sie sich nach Erledigung auf diese Weise, oder öffnen Sie das Fenster, holen tief Luft und machen eine kleine Pause. Bewegen Sie sich, laufen kurz ein paar Stockwerke zu Fuß. Das gibt Ihrem Hirn und Ihrem Rücken bei vorwiegend sitzenden Tätigkeiten neue Kraft. Wenn Sie zum Beispiel einen Beruf als Krankenpfleger haben und viel herumrennen, dann gönnen Sie sich eine kurze Pause im Stationszimmer und trinken Sie einen Schluck Wasser. Setzen Sie sich kurz hin und ruhen sich aus. Der Mensch braucht Erholungspausen.

Rufen Sie Ihre Emails nur noch maximal dreimal täglich zu bestimmten Zeiten manuell ab und richten Sie Telefonzeiten ein, zu denen Sie erreichbar sein wollen. Blockieren Sie sich wichtige Arbeiten zu Ihren persönlichen Leistungshochs, meistens am Vormittag und sorgen Sie für eine ungestörte Arbeitsatmosphäre. Zur Not ziehen Sie sich für diese

A-Prioritäten an einen anderen Ort als Ihr gewöhnliches Büro zurück, schalten Sie den Anrufbeantworter ein oder informieren Sie Ihre Kollegen. Meistens lassen sich durch solche kleinen Veränderungen enorme Verbesserungen der eigenen Arbeitsatmosphäre erreichen. Je mehr Sie unter Druck stehen und das Arbeitspensum zunimmt, umso wichtiger ist es, auf regelmäßige Pausen zu achten. Machen Sie lieber viele kleine Pausen und schöpfen Sie neue Kraft. Ihre Konzentration wird es Ihnen danken. Sie werden mit regelmäßigen Pausen länger leistungsfähig bleiben und Ihre Arbeitsergebnisse werden besser werden, als wenn Sie permanent durcharbeiten. Sorgen Sie für eine ausgiebige Mittagspause, essen Sie nicht zu fett und üppig, denn dann ist der Körper zu sehr mit der Verdauung beschäftigt und Sie fallen in ein Leistungstief. Machen Sie nach dem Mittagessen einen kleinen Spaziergang, benutzen Sie Ihre Beine zum Treppensteigen oder zum Gang durch den benachbarten Park. Geht das nicht, öffnen Sie Ihr Bürofenster und machen ein paar Gymnastik- und Atemübungen an der frischen Luft. Nutzen Sie das Mittagstief für Routinetätigkeiten, die wenig Konzentration benötigen. So überbrücken Sie Ihr Leistungstief. Oder machen Sie einen kurzen Mittagsschlaf, wenn es Ihnen möglich ist. Eine halbe Stunde reicht hier völlig aus. In vielen Unternehmen haben sich mittlerweile Ruheräume etabliert, weil ausgeschlafene Mitarbeiter einfach produktiver sind und besser arbeiten können. Nutzen Sie solche Möglichkeiten oder schaffen Sie sie. Ihr Körper und Geist werden es Ihnen danken. Räumen Sie Ihren Schreibtisch auf und halten Sie ihn leer. Leere Schreibtische wirken kreativer und konzentrierter auf Ihren Benutzer und machen produktiver. Finden Sie ein gutes Ablagesystem und entstapeln Sie Ihren Schreibtisch. Besorgen Sie sich eine Hängeregistratur, wenn Sie noch keine haben und finden Sie kreative Beschriftungen für Ihre Hängemappen. Sorgen Sie für Ordnung auf Ihrem Computer. Arbeiten Sie mit Dokumentenvorlagen, über die Sie einfach drüberschreiben können, wenn es Ihnen schwerfällt, einen Anfang zu finden.

Persönliche Belastungsgrenze

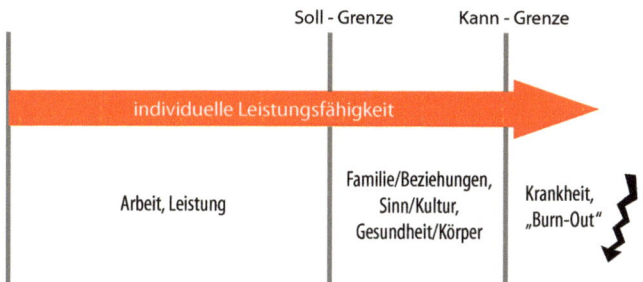

Dr. Andreas Penno

Die individuelle Leistungsfähigkeit ist unterschiedlich. Hiervon hängt auch der Grad der persönlichen Belastbarkeit ab. Junge, gesunde Menschen können sicherlich problemlos einen 8-Stunden-Tag durchhalten, nach der Arbeit zur After-Work-Party gehen und dann noch um die Häuser ziehen, um weit nach Mitternacht im Bett zu sein. Jemand, der vielleicht älter und bereits chronisch krank ist, hat eher Schwierigkeiten mit einem langen Arbeitstag. Seine persönliche Belastungsgrenze ist schneller erreicht und er braucht vielleicht längere Regenerationszeiten für den nächsten Arbeitstag. Hier gibt es die „Soll-," und die „Kann-Grenze": Wie viel soll ich arbeiten? Und wie viel kann ich arbeiten? Unser Soll ist vielleicht vom Arbeitsvertrag mit 40 Stunden pro Woche vorgegeben. Manchmal verlangt der Arbeitgeber mehr und fordert uns bis zur „Kann-Grenze", vielleicht sogar kurzfristig bis zum doppelten Pensum einer 80-Stunden-Woche. Selbständige und Projektarbeiter werden das kennen. Hier ist aber Vorsicht geboten: Dauerhaft bis zur „Kann-Grenze" zu arbeiten, kann krank machen und zu Erschöpfungsdepressionen führen. Das wird jeder bestätigen, der bereits einmal über diese „Kann-Grenze" gefallen ist. Lange Krankheitsphasen gehen dann meist mit persönlichen Krisen und Brüchen in der Biographie einher. Lassen Sie es nicht so weit kommen! Finden Sie ihre persönliche „Soll-Grenze". Als Anhalt kann hier der Schöpfungsbericht der Bibel dienen: „... am siebten Tag ruhte Gott von allem, was er gemacht hatte". Gönnen Sie sich Ihr Wochenende, mindestens einen freien Tag in der Woche zum Trödeln und Nichtstun. Und machen Sie auch mal früher Feierabend, um Ihre Familie oder Freunde zu treffen. Machen Sie jeden Tag etwas, was Ihnen richtig viel Freude macht. Belohnen Sie sich auf diese Weise selbst für einen gelungenen Arbeitstag. Tun Sie etwas, was Sie Ihren persönlichen Zielen einen Schritt näher bringt. Rufen Sie einen guten Freund an, verabreden Sie sich oder treiben Sie Sport. Genießen Sie Ihren Feierabend mit Ihrer Familie oder mit Freunden. Entspannen Sie sich und schlafen Sie gut. Schalten Sie auch mal ab. Nicht nur Ihr Mobiltelefon. Jeder Mensch, auch der Beschäftigste, hat ein Recht auf seinen Feierabend.

Überstunden oder Erreichbarkeit rund um die Uhr sollten kein Dauerzustand werden. In einer akuten Belastungssituation im Berufsleben ist das okay, es darf aber kein chronischer Dauerzustand über einen längeren Zeitraum als 3 Monate sein. Chronischer Stress ist ungesund, macht anfällig für Krankheiten und schwächt das Immunsystem. Sie werden anfälliger für Erkältungskrankheiten und riskieren Ihre körperliche und psychische Gesundheit. Lassen Sie es nicht zu Depressionen, Burn-Out und Herzinfarkt kommen! Behandeln Sie Ihren Körper gut, denn er bringt Sie durchs Leben. Tun Sie sich regelmäßig etwas Gutes, er wird es Ihnen danken – mit Ausdauer, Schmerzfreiheit, Gesundheit und einem langen Leben!

Würde finden

Die Perspektive und meine persönliche Einstellung zu meiner Arbeit sind entscheidend. Arbeite ich nur für meinen Lebensunterhalt oder gibt es einen höheren Sinn und Auftrag in meiner Arbeit, den ich vielleicht noch nicht erkannt habe? Das kann den Unterschied machen und meiner Arbeit Würde und Freiheit verleihen. Die Bibel sagt dazu: „Denkt bei allem daran, dass ihr für den Herrn und nicht für die Menschen arbeitet" (Kolosser 3,23). Ich arbeite für Jesus, er ist mein Auftraggeber. Egal, was ich tue, es ist so, als ob ich für Jesus Christus arbeiten würde. Er hat Fähigkeiten in mich hineingelegt, die ich einsetzen darf. Egal, in welcher Sparte ich arbeite: Ich bin kein Opfer, ich darf meine Arbeitswelt gestalten und die Welt ein wenig besser machen. Gott beruft mich zur Arbeit. Freude und Frust – beides gehört zur Arbeit. Ich arbeite immer im Namen von Jesus Christus und für Jesus Christus. Ich gebe meiner Arbeit ein göttliches Gesicht. Vom Chaos zum Kosmos – Gott beauftragt mich zur Gestaltung der Welt – also auch meiner Arbeitswelt.

Dankbarkeit üben

Seien Sie dankbar. Es ist weniger selbstverständlich, als Sie meinen. Und das betrifft nicht nur Ihr Arbeitsleben. Wenn Sie einmal ein Alten- und Pflegeheim besucht haben, werden Sie merken, dass es nicht selbstverständlich ist, dass Sie heute aufstehen, sich waschen und anziehen konnten - und das alles ohne fremde Hilfe! Auch scheinbare Kleinigkeiten sind bei näherer Betrachtung ein Grund dafür, dankbar und froh zu sein. Zudem funktioniert unser Gehirn so, dass es diejenigen Dinge leichter fokussiert, auf die wir uns konzentrieren und mit denen wir uns regelmäßig beschäftigen. Das erleichtert unser Denken und hat positive Auswirkungen auf unsere Gefühle und Gewohnheiten. Die neurobiologische Erklärung dafür sind Nervenbahnen und Vernetzungen im Gehirn, die wie ausgetretene Trampelpfade und Datenautobahnen leichter zu befahren sind als selten benutzte Denkbahnen und Wege. Die gute Nachricht ist, dass die Formbarkeit unseres Gehirns auch neue Nervenbahnen und Verknüpfungen erleichtert, wenn wir unser Gehirn mit positiven Gedanken und Gefühlen füttern. Deswegen üben Sie dankbare Gefühle ein, auch wenn es scheinbar kleine Dinge sind, die Ihnen am Anfang selbstverständlich vorkommen! Sie tun Ihrem Gehirn den Gefallen, in Zukunft eine dankbare Grundeinstellung zum Leben und Ihrer Arbeit leichter abrufen zu können. Was Sie denken und womit Sie Ihr Gehirn füttern, das wird Ihr Leben bestimmen. Damit meine ich keine irrationale Schule des positiven Denkens, das die dunklen Seiten des Lebens und den Frust der Arbeit schlichtweg ignoriert. Aber wenn Sie einmal 3-4 Wochen diszipliniert gute, dankbare Gedanken und Gefühle trainiert haben, wird es Ihnen leichter fallen, auch die andere Seite der Medaille anzuerkennen, eben die helle Seite der Arbeit, auch wenn die Umstände sich vielleicht nicht wesentlich geändert haben. Es wird Ihnen leichter fallen, einen Perspektivwechsel vorzunehmen und auch positive Argumente für Ihr Arbeitsleben zu finden. Ihre Einstellung macht den wesentlichen Unterschied. Also – üben Sie, dankbar für die vielen guten Dinge in Ihrem Leben zu sein.

Schreiben Sie ruhig einmal eine Liste mit den Dingen, für die Sie dankbar sein können! Und hören Sie nicht eher auf, bis Sie 20 Gründe für Dankbarkeit gefunden haben.

Erfolgsjournal führen

Schreiben Sie konsequent auf, was Ihnen am Tag gut gelungen ist und worauf Sie stolz sein können! Mindestens 5 Dinge pro Tag, mindestens 3 Monate lang. Der Money-Coach Bodo Schäfer verspricht Ihnen sogar mit dieser Methode, konsequent durchgeführt, nach 3 Monaten reif für eine Gehaltserhöhung von 20 Prozent zu sein! Ihr Selbstbewusstsein wird durch das konsequente Aufschreiben und Erinnern Ihrer Erfolge deutlich wachsen. Sie werden in der nächsten Gehaltsverhandlung selbstbewusster auftreten können. Sie werden sich auf Ihre Stärken konzentrieren und Ihre beruflichen Vorteile fokussieren. Automatisch werden Sie damit selbstbewusster und besser von sich denken lernen. Sie haben es verdient und sind es sich wert, erhobenen Hauptes durchs Leben zu gehen. Lassen Sie sich nicht einreden, es sei egozentrisch, sich mit den eigenen Stärken zu beschäftigen. Sie werden nach und nach dankbarer für Ihre Vorzüge und Stärken werden, die Sie von anderen Kollegen oder Mitbewerben unterscheiden. Das wird letztlich Ihr Einkommen stark beeinflussen. Es gibt keinen Menschen auf der Welt, der Ihren eigenen Beitrag zum Leben so und in der Weise tun kann, wie Sie es tun können. Tun Sie diesen Auftrag Ihres Lebens nicht, wird er in keiner Weise so getan, wie nur Sie es tun könnten! Also protokollieren Sie, wann immer Sie Ihre Stärken und Fähigkeiten eingesetzt haben, die Sie von anderen unterscheiden und die Sie einzigartig machen.

Fazit für die Praxis:

- Love it, leave it or change it! Lieben Sie Ihre Arbeit, lassen Sie sie sein oder verändern Sie sie!

- Lernen Sie etwas über Zeit- und Zielmanagement, Arbeitsorganisation und Stressmanagement.

- Fassen Sie gleichartige Tätigkeiten zu Blöcken zusammen und arbeiten Sie sie konsequent und konzentriert ab.

- Lernen Sie, zwischen Wichtigem und Dringendem zu unterscheiden.

- Blockieren Sie sich wichtige Arbeiten zu Ihren persönlichen Leistungshochs.

- Rufen Sie Ihre Emails nur noch 3 x täglich manuell ab.

- Richten Sie Telefonzeiten ein, zu
  denen Sie erreichbar sein wollen.

- Verplanen Sie maximal 60
  Prozent Ihres Arbeitstages.

- Machen Sie regelmäßige Pausen
  und schöpfen Sie neue Kraft.

- Machen Sie Termine mit sich selbst!

- Machen Sie jeden Tag etwas, was Ihnen richtig
  viel Freude macht. Belohnen Sie sich auf diese
  Weise selbst für einen gelungenen Arbeitstag.

- Denken Sie an Ihre Zeit als wertvollste
  Ressource. Arbeiten Sie lieber effektiver als
  zu lange und zu viel. Es ist Ihre Lebenszeit,
  die Ihnen niemand zurückgeben kann.

Fragen zum Weiterdenken:

Was will ich gerne können?
Was hält mich ab, es zu lernen?

Was sind meine Talente und Fähigkeiten?
Wie will ich sie nutzen?

Welche Lernschritte haben mir in meinem
bisherigen Leben sehr geholfen?

Wo bin ich mit mir zufrieden?

Was macht mich zufrieden in
meinen Beziehungen?

Was macht mich zufrieden in meinem Beruf?

Was ist mir heute gelungen,
worüber ich mich freuen kann?

Über welchen Fehler von
heute kann ich lachen?

Ruheoasen

- Wir brauchen Zeitreservate, in denen wir uns nicht *für* etwas Zeit nehmen, sondern einfach Zeit *haben*.

- Oasen, in denen wir einfach trödeln und regenerieren können, scheinbar ziellos und zwecklos Tagträumen nachhängen...

Der Zeitmanagement-Experte Prof. Seiwert empfiehlt bei allem effizienten und effektiven Umgang mit der eigenen Arbeits- und Lebenszeit auch einmal „Ruheoasen" – Zeitreservate, die nicht mit Inhalt und Aufgaben gefüllt sind – einfach Zeit für sich selbst, zum Trödeln und Regenerieren.

Auf diese Weise kommt unser Gehirn zur Ruhe, indem es scheinbar ziellos und zwecklos Tagträumen nachhängt. Gönnen Sie sich diesen Luxus und planen Sie Ihre nächste persönliche „Ruheoase"!

3. Schritt:

Ein gesunder Körper

Behandeln Sie Ihren Körper gut, denn er bringt Sie durchs Leben. Tun Sie sich regelmäßig etwas Gutes, er wird es Ihnen danken – mit Ausdauer, Schmerzfreiheit, Gesundheit und einem langen Leben! Seit ca. 2,5 Millionen Jahren war der Mensch als Jäger, Sammler und Ackerbauer im Schnitt 8 Stunden täglich in Bewegung. Seit gerade 100 Jahren verbringen viele Menschen täglich 8 Stunden und mehr im Sitzen. Körperliche Bewegung und Aktivität sind ein notwendiger Gegenpol zur Überreizung durch Überinformation, Arbeitsstress und gesteigertem Lebenstempo. Um unseren Bewegungsmangel auszugleichen, hilft diese Faustregel:

Mindestens täglich 10 Minuten oder dreimal wöchentlich 30 Minuten Bewegung, bei der Puls und Atmung leicht beschleunigt sind.

Bewegung und Aktivität sollen Spaß und Freude machen. Mit Bewegung können wir das körperliche und mentale Gesundsein fördern.

Welche Empfehlungen lassen sich wissenschaftlich gesichert abgeben? Über den sinnvollen Ausgleich und positiven Effekt von leichtem körperlichem Training zu unserer vielfach sitzenden Bürotätigkeit ist viel geschrieben worden. Sie müssen nicht gleich zum Marathonläufer werden, um in den positiven Genuss regelmäßiger Bewegung zu kommen. Im Gegensatz zum Spitzensport reicht für ein gesundes Maß an Bewegung für Untrainierte schon eine Gehstrecke von 5–10 km pro Woche. Das sind gerade einmal 1,5 km pro Tag zu Fuß.

Fangen Sie mit kleinen Änderungen Ihres Verhaltens an: Treppe statt Aufzug, Fußweg zum Bäcker statt mit dem Auto, Fahrrad statt Moped. Nutzen Sie Ihre Mittagspause für einen Spaziergang durch den Park oder für einen kurzen Mittagsschlaf – beides fördert Ihre Gesundheit! Wenn Sie mögen, kaufen Sie sich einen kleinen Schrittzähler und freuen Sie sich am Abend an Ihrem persönlichen Maß der Aktivität. Seien Sie kreativ. Finden Sie eine Form der Bewegung, die Ihnen zusagt und Spaß macht. Spaziergang, Walken, Laufen, Schwimmen oder Radfahren sind naheliegend und können zu regelmäßiger Aktivität führen. Achten Sie bei Ihrer Bewegungsform auf Ihre persönlichen Vorlieben und Ihren Geschmack.

Überfordern Sie sich nicht und seien Sie nicht zu ehrgeizig. Untersuchungen haben ergeben, dass 60 Prozent aller Hobbyläufer viel zu schnell laufen und damit die negativen Effekte wie Verletzungsrisiken und Übersäuerung im anaeroben Bereich den positiven Effekt der Bewegung wieder zunichte machen. Wer sich überfordert, riskiert Schäden am Herzen, an den Knochen und Gelenken. Also fangen Sie langsam an und achten Sie auf Ihren Herzschlag. Eine Pulsfrequenz von 130 Schlägen pro Minute kann Ihnen als Anhaltswert für ein aerobes Training dienen. Versuchen Sie, 15–30 Minuten pro Trainingseinheit diese Pulsfrequenz aufrecht zu erhalten. Aber kommen Sie nicht zu schnell außer Atem. Es ist ratsam, so langsam zu trainieren, dass man sich nahezu unterfordert fühlt. Für das Training der Grundlagenausdauer ist diese Intensität optimal. Besonders am Anfang eines Ausdauertrainings nach langer körperlicher Inaktivität reichen kurze, aber regelmäßige Trainingseinheiten, ohne ganz außer Atem zu kommen. Suchen Sie sich einen Partner, wenn Sie mögen, mit dem Sie sich beim Sport noch mühelos unterhalten können, wenn Sie trainieren. Dann sind Sie sicher im aeroben Bereich und brauchen keine Angst vor Lactat als Stoffwechselendprodukt zu haben, das Muskelkater und Übersäuerung zur Folge hat. Ganz Motivierte können sich eine Pulsuhr oder einen Pulsgurt zur Kontrolle besorgen. Aber empfehlenswerter im Sinne eines Achtsamkeitstrainings des eigenen körperlichen Befindens ist es, zu lernen, sich nicht körperlich zu verausgaben, sondern auf die innere Stimme der eigenen Befindlichkeit und den eigenen Herzschlag und Atem zu achten. So lernen Sie Ihren Körper immer besser kennen und schätzen. Bewusste Bewegung, bewusstes Ein- und Ausatmen sind Möglichkeiten, um tagsüber kurze Entspannungsphasen einzubauen. Bewegung ist für „Sesselmenschen" Voraussetzung für gelingende Entspannung. Vielfach sind wir mental und emotional überspannt und uns fehlt ein körperlicher Ausgleich. Aufgrund des chronischen Schlafdefizits, das die westliche Gesellschaft prägt, sind viele Menschen erschöpft und nur schwer in der Lage, sich zu entspannen. Dabei geht es nicht nur um mentale Entspannung, sondern auch um die Erhaltung des Immunsystems, die Entspannung von Organen, Muskeln, Sehnen und Nerven. Schock, Trauer und Traumata brauchen Zeit, um emotional verarbeitet zu werden. Es ist wichtig, sich diese Zeit zu nehmen, wenn wir sie brauchen und auch anderen in Krisensituationen zu gewähren. Wenn scheinbar nichts mehr geht, ist es gut, sich auf den vitalen Rhythmus (Ernährung, Atmung, Schlaf, Bewegung) zu konzentrieren. Ich bin nicht für alles verantwortlich. Ich habe das Recht, in Krisensituationen professionelle Hilfe zu holen und diese auch anzunehmen. Seien Sie dankbar für Ihren Körper, der Sie durchs Leben trägt!

Ausgewogen essen

Man ist, was man isst! Auch trotz jahrelanger Bemühungen der Ernährungswissenschaften und vieler Empfehlungen gibt es wenige gesicherte Erkenntnisse zu einer gesunden Ernährung. Die Diskussion, was gesund ist, gleicht manchmal eher einem Glaubenskrieg verschiedener Anhänger als wirklich alltagstauglichen hilfreichen Hinweisen für den Einzelnen.

Als Ratschlag für eine gesunde Ernährung kann vielmehr gelten:

Folgen Sie keiner Diätvorschrift, sondern essen Sie, was Ihnen schmeckt und achten Sie allenfalls darauf: „Nicht zu fett, nicht zu süß und nicht zu viel!"

Gesund ist demnach, was auch Ihre Uroma für etwas Essbares gehalten hätte und nicht für ein Produkt der chemischen Industrie. Essen Sie Leben: Obst und Gemüse, kaufen Sie auf dem Markt ein anstatt im Supermarkt und kochen Sie selbst. Bevorzugen Sie Butter statt Margarine. Meine Oma sagte immer: „Mein Junge, da ist kein Fett drin, nur gute Butter…" Jedes Kind weiß, dass Butter aus Milch gemacht wird, und die kommt von der Kuh. Aber bei Margarine weiß man das nicht so genau. Hier muss man schon die Sendung mit der Maus gesehen haben, um zu wissen, wie sie hergestellt wird – aus einer unappetitlichen Mischung aus Pflanzenfetten, Ölen, Vitaminen und Farbstoffen. Ein Produkt der Industrie, kein Lebensmittel.

Ebenso verhält es sich mit dem Glauben an die gesunden Auswirkungen von Vitaminzusätzen: Neuere Untersuchungen widersprechen der landläufigen Meinung, dass eine Brausetablette mit Vitaminen gesund sei. Im Gegenteil: Vitamin A kann bei Rauchern Krebs auslösen, Vitamin C in Überdosierungen zu Nierensteinen und bei überhöhten Harnsäurespiegeln zu Gichtanfällen führen, und Vitamin D kann zu Verkalkungen innerer Organe führen. Übertreiben

Sie es nicht und essen Sie lieber einen wohlschmeckenden Apfel pro Tag, als zum Alibi einer Multivitamintablette zu greifen! „One apple a day keeps the doctor away!" (Dt. etwa: „Ein Apfel am Tag hält den Doktor auf Abstand"). Ein Apfel am Tag enthält mehr als tausend Inhaltsstoffe, von denen die meisten noch nicht einmal bekannt sind. Eine Vitamintablette hingegen enthält höchstens 5–12 Vitamine und Spurenelemente, die noch nicht einmal im menschlichen Körper positive Effekte zeigen. Hier muss sich die Grundlagenforschung mit Ihren Versuchen im Reagenzglas gegenüber der Blackbox des menschlichen Körpers geschlagen geben. Doch allzu einleuchtend und hartnäckig hält sich der Glaube an Antioxidantien und Radikalfänger. Unbestritten ist die Notwendigkeit der Vitaminzufuhr über eine ausgewogene Ernährung, denn der Körper kann keine Vitamine produzieren und ist auf sie als Stoffwechselbeschleuniger für biochemische Prozesse angewiesen. Es gibt jedoch keinen wissenschaftlich nachgewiesenen positiven Effekt der Pulver und Brausetabletten auf die Gesundheit – im Gegenteil. Essen Sie lieber eine Handvoll Obst und Gemüse am Tag! Sie reduzieren damit Ihr Risiko, an einem Herzinfarkt oder Schlaganfall zu erkranken um 30 Prozent. Dick macht so eine Ernährung auch weniger. Dennoch ist es offenbar für die Gesundheit gleichgültig, ob der Fettanteil in der Nahrung satte 40 oder doch nur magere 20 Prozent beträgt. Und das sind immerhin Ergebnisse einer Untersuchung an 50.000 Frauen, die über 8 Jahre lang beobachtet wurden. Weniger Fett im Essen führt also nicht zu weniger Krankheiten.

Halten Sie sich nicht an Diätpläne, denn es gibt keine Diät, die hält, was sie verspricht. Hören Sie lieber nach einem Teller auf, statt noch einen üppigen Nachschlag zu nehmen. Besser Essen wegwerfen, als es an der Hüfte anzulagern. Also ganz salopp: FdH, „friss die Hälfte". Oder man stellt die Ernährung dauerhaft um. Wer vernünftig abnehmen will, sollte sich ausgewogen ernähren und körperlich aktiv sein – und weniger Energie zu sich nehmen, als er verbraucht. Entscheidend dabei ist die Gesamtmenge der Energiezufuhr pro Tag.

Auch ein wenig Übergewicht ist sogar gesünder als allgemein bekannt. Heute ist ein BMI (Body Mass Index) im mittleren Alter um die 27 mit der geringsten Sterblichkeit verbunden. Erst ab einem BMI von 30 steigen die Gesundheitsrisiken an, also dann, wenn die Menschen richtig dick sind. Wer geringes bis mittleres Übergewicht aufweist, lebt am längsten und ist weniger anfällig für Krankheiten. Fitte Dicke sind gesünder als schlappe Schlanke. Die Gefahr zu erkranken, steigt erst mit erheblichem Übergewicht. Die Fettverteilung beeinflusst das Herz-Kreislauf-Risiko. Speck um den Bauch – die typische Apfelform – erhöht die Infarktgefahr stärker als ähnlich viel Fett an der Hüfte, die Birnen – oder Rubensform.

Lassen Sie Ihr Risikoprofil von Ihrem Hausarzt untersuchen und gehen Sie zu den angebotenen Vorsorgeuntersuchungen - Männer ab 35 Jahren und Frauen ab 20 Jahren. Sie tun Ihrer Gesundheit etwas Gutes und nehmen vielleicht den einen oder anderen Tipp von Ihrem Hausarzt mit. Einmal im Jahr lassen sich mit dem Gang zum Hautarzt als Krebsvorsorge eventuell verdächtige Hautmale schnell erkennen und gegebenenfalls sicher entfernen. Der schwarze Hautkrebs ist der aggressivste Tumor überhaupt und häufig eine Folge von starker Sonnenexposition über die Lebenszeit. Er lässt sich, rechtzeitig erkannt, durch einen kleinen chirurgischen Schnitt sicher heilen. Gehen Sie nicht erst zum Arzt, wenn es zwickt oder kneift. Vorbeugen ist besser als Heilen. Suchen

Sie sich einen vertrauenswürdigen Arzt, der zuhört und sich für Ihre Anliegen Zeit nimmt. Nehmen Sie ihn als Experten in Gesundheitsfragen in Anspruch. Schließlich geht es um Sie und Ihre Gesundheit. Denn Sie haben nur ein Leben auf dieser Erde. Genießen Sie es und lernen Sie, Ihrem Körper gutzutun.

Fazit für die Praxis:

- Bewegen Sie sich, aber verausgaben Sie sich nicht: Treppe statt Aufzug, Gang zum Bäcker lieber zu Fuß, statt mit dem Auto, Fahrrad statt Moped!

- Laufen Sie nur so schnell, dass Sie nicht außer Atem kommen!

- Kaufen Sie sich einen Schrittzähler, wenn Sie das motiviert!

- Folgen Sie keiner Diätvorschrift, sondern essen Sie, was Ihnen schmeckt und achten Sie allenfalls auf: „Nicht zu fett, nicht zu süß und nicht zu viel!"

- Hören Sie nach einem Teller auf!

- Trinken Sie jetzt ein Glas Wasser!

- Essen Sie lieber einen wohlschmeckenden Apfel pro Tag, als zu einer Multivitamintablette zu greifen!

- Fitte Dicke sind gesünder als schlappe Schlanke: Ein wenig Übergewicht ist sogar gesünder als allgemein bekannt. Heute ist ein BMI (Body Mass Index) im mittleren Alter um die 27 mit der geringsten Sterblichkeit verbunden.

- Gehen Sie alle 2 Jahre zur Vorsorgeuntersuchung zum Arzt! Vorbeugen ist besser als Heilen!

- Behandeln Sie Ihr Auto bitte nicht besser als Ihren Körper!

Fragen zum Weiterdenken:

Gibt es in meiner Lebensgestaltung
regelmäßige Bewegungszeiten?

Welche Bewegungsart – Schwimmen,
Wandern, Laufen, Tanzen
usw. – macht mir Spaß?

Habe ich mich heute schon
mit Freude bewegt?

Habe ich heute schon etwas Obst
und Gemüse gegessen?

Welche Apfelsorte schmeckt mir am besten?

Wann war ich das letzte Mal zur
Gesundheitsvorsorge beim Arzt?

4. Schritt:

Gute Gedanken
für Gehirn und Lebensglück

Ich habe seit einigen Monaten eine neue Gewohnheit etabliert, die mir sehr guttut: Beinahe täglich schreibe ich 5 Dinge in ein Erfolgsjournal, die mir gut gelungen sind und für die ich dankbar bin. So kann ich auch an dunkleren Tagen nachlesen, welche Erfolge ich schon erlebt habe, und kann mich so auf gute Laune programmieren. Meine Selbstwahrnehmung und meine Gedanken über mich selbst haben einen großen Einfluss auf mein Leben. Es ist gut, sich selbst annehmen zu können. So stehe ich zu meinen Fähigkeiten, kann sie auch benennen und weiß, was mich zufrieden macht. Das heißt, meinen Körper und seine Signale wahrzunehmen und aus der Sicherheit meiner Körperempfindungen und Gefühle zu Entscheidungen zu kommen, die mir guttun. Im Wissen um meine Ressourcen gelingt es mir, auch meine Fehler und Schwächen als einen Teil von mir zu verstehen und zu akzeptieren.

Positive Gefühle wie Freude und Hoffnung und Begeisterung fördern die Gesundheit. Sie hängt von unseren Gefühlen ab: Die Schmerzschwelle verändert sich, Stresshormone werden weniger, Blutdruck und Herzfrequenz sinken. Auch die Anfälligkeit für Husten, Schnupfen und Heiserkeit wird weniger. Dafür gibt es ein neurobiologisches Erklärungsmodell: Positive Gefühle blockieren über bestimmte Neurotransmitter die Andockstellen für Erkältungsviren und Krankheitserreger. Was früher als esoterischer Hokuspokus galt, ist heute wissenschaftlich belegt. Die regelmäßige Ausschüttung der Neurotransmitter bahnt gewissermaßen die Nerven für angenehme Affekte und Gefühle wie eine häufig befahrene Straße – was anfangs wie ein selten benutzter Pfad schwierig zu entdecken war, wird durch mehrmalige Benutzung leichter, flüssiger und schneller abrufbar. Also programmieren Sie Ihr Gehirn auf gute Gefühle!

Wie groß der Einfluss unserer Gefühle auf unser Wohlergehen ist, zeigt ein eindrucksvoller Versuch, in dem sich Patienten nach einer Operation der Gallenblase in verschiedenen Zimmern erholen konnten: Die eine Hälfte schaute tagelang in den grünen Park, die andere Hälfte auf einen asphaltierten Parkplatz. Wer in die Natur blicken konnte, erholte sich wesentlich schneller! (Bartens W: Glücksmedizin – Was wirklich wirkt. München 2013, S.208). Unsere Vorstellungskraft hat sehr großen Einfluss auf unseren Heilungsverlauf und Therapieerfolg: Placeboforscher wissen schon seit Längerem, dass Patienten eine Injektion für wirksamer halten, je dicker und schmerzvoller die Nadel ist. Das Gleiche gilt für Tabletten: Je größer, teurer und bunter, umso besser wirken sie. Dabei scheint der Placeboeffekt die gleichen Morphinrezeptoren im Gehirn zu besetzen wie tatsächliche Opiatmedikamente. Bei Aufnahmen im Computertomographen zeigte sich: Besonders stark aktivierten die Scheinmedikamente das Belohnungszentrum und das limbische System, das Gefühle verarbeitet. Das sind reale biochemische Veränderungen, die die gleichen Strukturen im Gehirn benutzen wie die körpereigenen Endorphine. Dabei wirken Placebos sogar stärker als die Endorphine, die der Körper ausschüttet, wenn er schädlichen Reizen ausgesetzt ist.

Übernehmen Sie also die Verantwortung für Ihre Gesundheit: Denken Sie positiv und üben Sie so häufig wie möglich gute Gefühle ein.

Erinnern Sie sich zunächst an ein angenehmes Erlebnis oder einen guten Tag aus der Vergangenheit. Malen Sie sich ihn aus und halten Sie sich deutlich vor Augen, wie Sie sich damals in diesem glücklichen Moment gefühlt haben. Was haben Sie mit allen Ihren Sinnen gespürt, gesehen, gehört und erlebt? Verankern Sie dieses positive Gefühl so oft wie möglich in Ihrem Bewusstsein und rufen Sie es täglich wieder ins Gedächtnis. So leisten Sie Ihrer Gesundheit einen wertvollen Beitrag und programmieren Ihre Rezeptoren auf Freude und Glück!

Die Rezeptoren sind die Andockstellen auf unseren Zelloberflächen, die nach dem Schlüssel-Schloss-Prinzip funktionieren. Botenstoffe sind die Schlüssel, die positive Signale durch die passenden Schlösser auf der Zelloberfläche unserer mikroskopisch kleinen Körperzellen auslösen. So wird den Körperzellen eine chemische Botschaft vermittelt, die wiederum eine ganze Signalkette auf zellulärer Ebene auslöst. Wenn wir Freude empfinden, haben vorher Millionen von Rezeptoren und Botenstoffen unserer Körperzellen daran gearbeitet.

Die folgende Technik eignet sich ideal dazu, Ihre Gefühle nachhaltig auf Freude oder Glück einzustellen. Da man die Rezeptoren auf den Zellmembranen an erwünschte Gefühle gewöhnen kann, braucht es dazu regelmäßige Wiederholung. Jeder Gefühlszustand besteht aus verschiedenen Komponenten. Da der Körper die Zusammensetzung von Freude kennt, kann man diese Komponenten selber erzeugen.

Auf nachfolgender Grafik sehen Sie die möglichen Grundgefühle unseres Lebens in verschiedener Ausprägung. Von der Mitte ausgehend stellt die Grafik Schwankungen jeder Gemütslage eines Menschen dar. Mit dem folgenden Freudetraining bewegen wir uns auf der rechten Achse in Richtung des Grundgefühls von Freude.

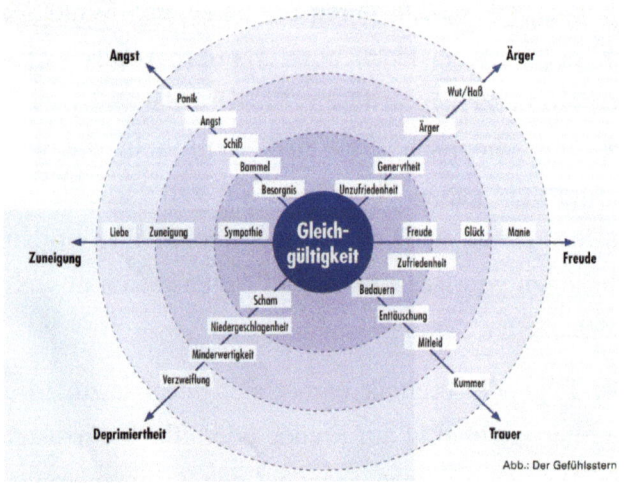

Abb.: Der Gefühlsstern

Quelle: www.deignis.de nach H. Stavemann, Therapie emotionaler Turbulenzen

Dass man dieses Gefühl durch folgende Technik selbst abrufen kann, ist eine wichtige Erkenntnis, die gegen Stress und Burn-Out Symptome schützen kann!

Hierzu eine kleine Anleitung:

a. Erinnern Sie sich an ein Ereignis voll Freude.
Nutzen Sie in der Erinnerung Ihre Sinne:
Was haben Sie in diesem Zustand von
Freude gesehen? Was haben Sie gehört?
Was haben Sie gerochen? Was haben Sie
geschmeckt? Und was haben Sie ertastet in
diesem Zustand von Freude? Lassen Sie sich
Zeit, um diese Erinnerung wachzurufen, und
lassen Sie sie nun weiter mitschwingen.

b. Ein Mensch in Ihrem Leben löst bestimmt
immer wieder Freude in Ihnen aus. Stellen
Sie sich ganz genau seine lachenden Augen
und eine Situation der Nähe vor. Lassen Sie
auch dieses Bild weiter mitschwingen.

c. Ein Ort in Ihrem Leben gibt Ihnen Geborgenheit
und ein gutes Gefühl. Stellen Sie sich vor, Sie
sind jetzt an diesem Ort. Es kann auch ein Strand
am Meer aus einer Urlaubserinnerung sein.

d. Lächeln Sie nun drauflos. Setzen Sie einfach
so ein Lächeln auf Ihr Gesicht, um Augen- und
Mundwinkel. Behalten Sie das Lächeln bei.

e. Stehen Sie nun auf und suchen die Gangart Ihrer Freude und auch die Schulter – und Nackenstellung. Ihre ganze Körperbewegung sollte aus Freude heraus agieren. Merken Sie sich jedes Detail Ihrer freudvollen Bewegung.

f. Nun finden Sie noch einen Satz, der Ihre Freude für Sie am besten festhält, z. B.: „Ich bin voll Freude und Glück!" Wiederholen Sie diesen Satz innerlich gut siebenmal. Noch besser ist es, wenn Sie den Satz laut und deutlich aussprechen.

g. Wiederholen Sie nun alle Komponenten Ihrer Freude noch einmal. Es ist Ihre eigene Freude. Merken Sie sich jedes Detail Ihrer Freude, so dass Sie jederzeit in den Zustand zurückkehren können. Versuchen Sie so oft wie möglich, in diesen Zustand der Freude zurückzukehren und sie einzuüben. Damit gewöhnen Sie Ihre Rezeptoren daran und heben so Ihr Gefühlsbarometer.

Die Forschungsergebnisse der Molekularbiologie legen für den gesunden Umgang mit Gefühlen einfache und klare Handlungsweisen nahe. Unser Gefühlssystem ist dafür gemacht, lange Phasen des Glücks, der

Harmonie und Freude zu durchleben. Die positiven Gefühlsbereiche sind nachweislich die gesündesten. Sie beugen bis zu 80 Prozent aller Krankheiten vor, verlängern unser Leben und steigern obendrein noch den Erfolg.

Diese 3 Hauptregeln für einen intakten und gesunden Gefühlshaushalt können Sie dabei noch weiter unterstützen:

1. Fühlen Sie so oft und so lange wie möglich positive Gefühle!

2. Sprechen Sie alle Gefühle in ehrlichen Ich-Botschaften aus!

3. Also: „Ich fühle mich traurig, ich bin mutlos und müde…„ Und nicht: „Du machst mir schlechte Gefühle, Du machst mich mutlos und nimmst mir alle Energie…" Bleiben Sie bei sich selbst! Es sind Ihre Gefühle. Drücken Sie alle Gefühle lebendig mit dem ganzen Körper aus!

Wenn Sie es durchhalten, 3-4 Wochen lang täglich von morgens bis abends positive Gefühle zu durchleben, haben Sie es geschafft: Ihre Rezeptoren sind dann wieder auf Gesundheit und Glück programmiert! Das ist auch der Grund, warum ein 3-4 wöchiger Urlaub für viele Monate ein neues Lebensgefühl geben kann. Es braucht erst wieder eine ebenso lange Zeit voller Stress oder anderer negativer Gefühle als „Gegenphase". Daher: Üben Sie 3-4 Wochen lang täglich positive Gefühle!

Die negativen Gefühlsbereiche sind nur zum Schutz in unser Gefühlssystem integriert. Sie reagieren auf jede Form der Bedrohung und stellen die Ressourcen her, um effektiv fliehen, verteidigen oder kämpfen zu können. Sie sind allerdings nur für kurze und intensive Einsätze konzipiert. Sie bereiten starke körperliche Aktivität vor und müssen ausgedrückt werden.

Lang anhaltende Phasen voll unterdrückter negativer Gefühle sind reines Gift für unsere Gesundheit.

Fragen zum Weiterdenken:

Welche guten Gefühle liegen mir am meisten? Freude, Dankbarkeit....

Wie kann ich bewusst Freude und Glücksmomente finden?

Welche Menschen, Orte und Erinnerungen lösen bei mir Freude, Dankbarkeit und Glück aus?

Was sind meine Ressourcen? Was kann ich gut? Was erfüllt mich mit Freude und Kraft?

Wo lagen heute gute Momente? Was ist mir heute gut gelungen?

Wenn es mir schlecht geht, wenn ich mich freue, wem kann ich das mitteilen? Wer hört mir zu?

Was ärgert mich schon lange und bindet meine Energie? Und wem kann ich diesen Ärger mitteilen?

Gibt es für mich „Rettungsringe" in Krisenfällen?

Kenne ich Menschen, die gefährdet sind, sich selbst aufzugeben?

Wo gibt es professionelle Hilfe?

5. Schritt:

*Geregelte Finanzen - sparen,
verdienen, investieren, spenden
und genießen*

Der Zusammenhang zwischen Geld und Gesundheit ist klar: Akute Geldnot und Armut sind wesentliche Risikofaktoren für gesundheitliche Störungen. Wer kein Geld hat, kann sich oft den Gang zum Arzt nicht leisten. Zum Glück besteht in Deutschland allgemeine Versicherungspflicht, so dass eigentlich jeder Bürger eine Krankenversicherung haben sollte und sich Gesundheit auch leisten kann. Dennoch sind viele vor Abschaffung der Praxisgebühr seltener zum Arzt gegangen, um die 10 Euro zu sparen.

Wer weniger für sinnlosen Konsum und fragwürdige Wünsche ausgibt, als er einnimmt, hat auf Dauer gute Chancen, dass Geldnot keine Chance mehr im Leben hat. Der Money-Coach Bodo Schäfer rät: Sparen Sie mindestens 20 Prozent Ihres monatlichen Einkommens und bezahlen Sie sich am Monatsanfang zuerst selbst. Richten Sie einen Dauerauftrag für einen festen Sparbetrag auf ein Sparkonto ein und tasten Sie das Geld nicht mehr an. Wer denkt, er spart, was am Ende des Monats übrig bleibt, betrügt sich selbst. Die Wahrscheinlichkeit, dass am Ende des Geldes noch viel Monat übrig ist, ist sonst groß. Richten Sie durch diesen Dauerauftrag für sich selbst einen Autopiloten zum Wohlstand ein. Und richten Sie nicht nur einen Dauerauftrag für ein Sparkonto ein, von dem Sie dann investieren, sondern auch einen zweiten Dauerauftrag für ein Spaßkonto mit einem festen Betrag, den Sie dann nach Herzenslust ausgeben können. Gönnen Sie sich von diesem Geld etwas, was Ihnen und Ihrer Gesundheit guttut: ein Abendessen in einem guten Restaurant mit Ihrer Partnerin oder Ihrem Partner, einen Saunabesuch oder Wellness-Aufenthalt in einem Sporthotel oder den Besuch in einer Schwimmhalle, vielleicht schaffen Sie sich eine neue Sportausrüstung, Laufschuhe oder eine Pulsuhr an. Erfüllen Sie sich Ihre Wünsche von Ihrem Spaßkonto. Und das mit gutem Gewissen, denn Sie haben ja bereits etwas für Ihr Sparkonto getan. Trennen Sie private und geschäftliche Konten. So behalten Sie den Überblick über Ihren Privatkonsum und Ihre beruflichen Finanzen. Selbstständige sollten maximal 40 Prozent Ihrer beruflichen Einnahmen privat entnehmen. Bilden Sie Rücklagen für die Steuer und Investitionen in Ihr Geschäft. Dann sind Sie vor bösen Überraschungen des Finanzamtes geschützt.

Lernen Sie den Unterschied zwischen einer Investition und einer Verbindlichkeit kennen: Eine Investition bringt wieder Geld, während eine Verbindlichkeit

Sie Geld kostet. Viele denken, Ihr Auto oder Haus sei eine Investition. Das ist ein Irrglaube, denn Ihr Auto und Haus kosten Sie Geld – es geht Geld aus Ihrem Portemonnaie heraus, statt hinein. Finden Sie eine Geldanlage, die Ihnen sympathisch ist und Ihrem Temperament entspricht: eine vermietete Immobilie, Wertpapieranlagen wie Aktien, Rentenfonds oder unternehmerische Beteiligungen. Investieren Sie eher in Sachwerte wie Immobilien, Aktienfonds oder unternehmerische Beteiligungen, die inflationsgeschützt sind und noch ein wenig Rendite über den Zinseszinseffekt versprechen. Suchen Sie sich einen guten Finanzberater auf Empfehlung oder kümmern Sie sich selbst um Ihre Investitionen - aber nur, wenn es Ihnen Spaß macht. Sonst delegieren Sie diese Aufgabe an Profis. Ihre Lebenszeit ist kostbar und Sie sollten wirklich nur Dinge tun, die Ihnen Freude machen und Ihrem Talent entsprechen.

Wer liebt, was er tut, ist in der Regel erfolgreicher und kann häufig mehr verdienen als derjenige, der seinen Beruf nur als Broterwerb betrachtet. Arbeit ist an sich wertvoll und verleiht uns Würde und Sinn. Wie in Kapitel 2 schon gesagt: Entdecken Sie Ihre Talente und Fähigkeiten und bauen Sie Ihren Traumberuf drum herum. Führen Sie ein Journal oder Tagebuch, in dem Sie Ihre Erfolge niederschreiben, das, was Ihnen am Tag gut gelungen ist. Denn dann werden Sie mit der Zeit merken, dass Ihr Selbstvertrauen und Selbstbewusstsein wächst und immer stärker wird. Sie werden sich neuen Aufgaben und Herausforderungen widmen können, ohne Angst vorm Versagen zu haben. Und dadurch werden sie mehr verdienen können. Selbst wenn Sie angestellt sind, haben Sie dann mehr Mut, bei der nächsten Gehaltsverhandlung mit Ihrem Vorgesetzten auf Ihre Leistungen und Vorzüge zu pochen und Ihren Wert für die Firma herauszustellen. So werden Sie sicherlich mehr Geld bekommen. Und dann sparen Sie wieder bis zu 50 Prozent von jeder Gehaltserhöhung und bezahlen sich zuerst selbst. So werden Sie ein Leben in Wohlstand führen können, ohne das Geld zu wichtig wird. Denn das ist meistens erst der Fall, wenn man zu wenig davon hat. Dann wird es ein unwürdiges Thema, das im Leben allgegenwärtig präsent ist. Diesen Platz hat Geld nicht verdient, denn es ist letztlich nur eine Form von Energie, die Freiheit bedeuten kann, wenn man sie gut einsetzt.

Daher: Spenden Sie mindestens 10 Prozent Ihres Einkommens für eine gute Sache, die Ihnen wichtig ist. Aber auch an konkrete Menschen. Sie werden sich dadurch reicher fühlen, und bei der nächsten Ausgabe bewusster Geld ausgeben. Fragen Sie sich: Wem geht es nicht so gut wie mir und wie kann ich die Welt ein Stückchen besser machen? Dieses alte Prinzip der 10 Prozent findet sich schon in der Bibel, wo dieses Geld für soziale Zwecke wie die Witwen- und Waisenversorgung im alten Israel gedacht war. Sie folgen also einem alten Vorbild. Sogar Bill Gates und Warren Buffett, die reichsten Menschen der Welt, haben sich verpflichtet, die Hälfte Ihres Vermögens der Gesellschaft zurückzugeben, die ihnen die Möglichkeit gegeben hat, so reich zu werden. Also seien Sie großzügig. Tun Sie es um Ihrer selbst willen und hüten Sie sich vor Geiz und der Gier, alles für sich selbst zu behalten. Sie leisten damit einen unschätzbaren Beitrag für Ihre eigene Persönlichkeitsentwicklung und Zufriedenheit!

Lernen Sie zu genießen. Genießen Sie Ihre geordneten Finanzen und freuen sie sich am Leben. Der größte Genuss liegt oft in den kleinen Dingen des Lebens und Alltags. Freuen Sie sich nach einer Phase der Entbehrung an einem Glas klaren kalten Wassers, das Ihren Durst löscht. Oder an einem guten Glas Wein vor dem Kaminofen, einer heißen Tasse Tee mit Sahne, wenn sie Tee mögen. Lernen Sie, sich an den so alltäglich scheinenden Dingen zu erfreuen, wie einem Schaumbad in der Badewanne an einem kalten regnerischen Novembertag, einem Waldspaziergang durch den Schnee oder an den blühenden Rapsfeldern im Frühling. Freuen Sie sich an Natur, Essen und Trinken, Schlaf und Arbeit und Ihren Freunden. Genießen Sie Ihr Leben in vollen Zügen, aber schlagen Sie nicht über die Stränge, denn auch das ist ein Gesundheitsrisiko. Finden Sie Ihr eigenes Maß an gepflegtem Luxus und Askese. Weniger ist oft mehr. Schreiben Sie auf, was Sie glücklich macht und was Sie wirklich ohne Reue genießen können! Sie schaffen sich so ein Schatzkästchen für graue Tage und lernen sich selbst immer besser kennen.

Fragen zum Weiterdenken:

Für viele Menschen ist es der größte Traum,
Millionär zu sein. Aber - was würde sich
eigentlich ändern, wenn Sie Millionär wären?
Stellen Sie sich einmal vor, Sie haben Ihre
Freunde eingeladen, um Ihnen einen Film
zu präsentieren, der Sie als Millionär zeigt:

1. Wo genau spielt der Film?

   Was wäre die ideale Umgebung,
   welches der ideale Drehort?

   Was erkennen Sie vor Ihrem
   inneren Auge an diesem Ort?

   Was sehen Sie?

   Was hören Sie?

   Was riechen und schmecken Sie?

   Welche Gefühle können Sie
   bei sich entdecken?

2. Was machen Sie als Ihr
   eigener Darsteller gerade?

   Was beobachtet ein Außenstehender?

3. Welche Fähigkeiten müssen Sie haben,
um sich so verhalten zu können?

4. Was ist Ihnen in diesem
Augenblick besonders wichtig?

5. Was denken Sie in diesem
Moment über sich selbst?

Wie fühlt es sich an?

6. Wer ist noch in Ihrem Film zu sehen,
zu dem Sie sich zugehörig fühlen?

7. Gibt es in Ihrem Film noch etwas
Größeres, einen größeren Zusammenhang,
mit dem Sie sich verbunden fühlen?

Sie haben sicherlich eine recht gute Vorstellung von Ihrem Film, in dem Sie bereits heute Millionär sein können. Wenn Sie nun noch einmal langsam Ihre Antworten durchgehen, fragen Sie sich:

Welche Antwort hängt wirklich entscheidend davon ab, ob ich tatsächlich eine Million Euro besitze?

Ich bin der festen Überzeugung, dass Sie heute schon alles haben, was Sie brauchen, um sich so reich wie ein Millionär fühlen zu können. Erkennen Sie Ihre einzelnen Vermögenswerte und nutzen Sie sie aktiv.

Seelischer Reichtum

Seelische Gesundheit ist eine kostbare und umkämpfte Ressource im 21. Jahrhundert. Für mich persönlich stellen diese 5 Schritte einen ganzheitlichen Weg zur Erhaltung dieser Gesundheit dar. Dabei habe ich nicht den Anspruch auf Vollständigkeit, meine aber, wesentliche Aspekte in den vorherigen Kapiteln berührt zu haben. Als Arzt komme ich auch immer wieder mit den Fragen der seelischen Gesundheit mit Ziel über das eigene Leben hinaus in Berührung. Es ist eine schmerzliche Tatsache, dass unser Leben auf der Erde begrenzt ist – auch wenn wir es bis zum letzten Tag in völliger Gesundheit verbringen können, was ich Ihnen sehr wünsche. Der Tod und die Angst davor ist Teil unseres Lebens und meiner Arbeit als Arzt. Aus diesem Grund möchte ich einen letzten Ausblick, der die spirituelle Dimension seelischer Gesundheit einbezieht, an den Schluss dieses Buches stellen: Unsere Reise im Zug unseres Lebens, der uns durch unterschiedliche Landschaften führt.

Leben als Zugreise

Stellen Sie sich vor: Unsere Fahrkarte ist bezahlt. Das Reiseziel ist das sagenumwobene herrliche Land jenseits des schwarzen langen Tunnels, von dem allerdings nur Gerüchte unter den Reisenden kursieren. Wir alle haben Angst vor dem schwarzen langen Tunnel, der mit Sicherheit kommt, so dass bei jeder Verspätung des Zuges tosender Jubel unter den Fahrgästen ausbricht: „… noch 5 Minuten länger!" (Wer könnte sich bei der Deutschen Bahn so eine Reaktion der Fahrgäste vorstellen?) Aber wir sind nicht alleine unterwegs. Ein geheimnisvoller Gast berichtet von dem neuen Land jenseits des schwarzen langen Tunnels, so als wäre er selbst dort gewesen. Wir werden neugierig. Der auferstandene Christus ist als Reisebegleiter mit im Abteil. Seine Botschaft ist klar: „Genieße die Reise, lehn dich zurück und entspann dich! Ich bin bei dir. Egal, durch welche Landschaften wir noch fahren, ob die Reise bequem oder unkomfortabel wird. Meine Gegenwart verspricht dir ewige veredelte Lebensqualität, die heute schon beginnt!"

Dies ist das Angebot einer Antwort: ewiges Leben, das heute schon beginnt – die spirituelle Dimension.

Auch wenn Sie vielleicht nicht viel mit Glauben und Kirche anfangen können, möchte ich Ihnen als Arzt Mut machen, sich mit der christlichen Hoffnung auf den Himmel als Ort ohne Leiden und Schmerzen vertraut zu machen. Es liegt ungemein viel Kraft und Zuversicht darin, wenn Menschen sich auf das ewige Leben im Jenseits freuen. Einige von Ihnen, auch todkranke Patienten, haben eine gewisse Ahnung vom Paradies als freudevollen Ort voll Liebe und Harmonie, an dem es ein Wiedersehen mit geliebten Menschen geben wird. Es beruhigt Sie auch die Vorstellung eines neuen jugendlichen Körpers, den Sie mit Ihrer Seele ausfüllen dürfen, ohne Schmerzen und Vergänglichkeit erleben zu müssen. Ich möchte Sie ermutigen, sich auf die Suche nach einer persönlichen Antwort auf Ihre eigene Endlichkeit zu machen. Als Arzt hilft mir eine klare Vorstellung vom ewigen Leben im Himmel im Umgang mit Sterbenden und Ihren Ängsten.

Auch Humor und eine gewisse Leichtigkeit haben hier trotz aller Ernsthaftigkeit ihren Platz: Nehmen Sie es mir nicht übel, Ihnen zum Schluss eine Anekdote eines alten Ehepaares im Himmel zu erzählen: Sie zu Ihm: „Hätte ich gewusst, wie schön es hier ist, wäre ich schon viel eher hierher gekommen…." Er entgegnet ihr: „Ja, aber du musstest ja immer diese doofen Knoblauchpillen nehmen!…"

Schlusswort

Ich wünsche Ihnen ein langes, erfülltes und gesundes Leben! Gefällt Ihnen nicht auch wie mir der Gedanke, es könnte einen Ort geben, der nur die glücklichsten Momente unseres Lebens verstärkt, festhält und weiterführt? Ein helles, freundliches Leben zeitloser Momente mit geliebten Menschen, das niemals aufhört? Ein ewiges Leben voller Erfüllung, Glück und Harmonie?

Manchmal habe ich die Ahnung eines himmlischen Vorgeschmacks – selten, aber es gibt sie: Eine leise Hoffnung einer ewigen Realität. Die Erfüllung unserer Sehnsüchte!

> „Jesus spricht: Ich bin die Auferstehung und das Leben. Wer an mich glaubt, wird leben auch wenn er gestorben ist. Und jeder der lebt und an mich glaubt, wird nicht sterben in Ewigkeit. Glaubst Du das?"
>
> Johannes 11, 25-26

Die Erfüllung unserer Sehnsüchte liegt vor unseren Füssen. Generationen vor uns haben auf diese alten Weisheiten vertraut. Sie haben auch im 21. Jahrhundert ewige Gültigkeit. Wir müssen Hoffnung und Himmel nur in unsere Sprache übersetzen. Dazu möchte ich Ihnen Mut machen!

Fragen zum Weiterdenken:

Gesund sind wir immer mehr oder weniger. Am meisten kranken wir daran, dass wir eines Tages sterben müssen. Was für Gedanken gehen mir bei dieser Aussicht durch den Kopf?

Habe ich angesichts dieser Aussicht eine persönliche Antwort für mich gefunden, die mir Frieden und Hoffnung schenkt?

Welche Vorstellungen habe ich vom Leben nach dem Tod? Wie stelle ich mir meinen persönlichen Himmel vor?

Welchen Einfluss hätte die Vorstellung eines ewigen Lebens im Jenseits auf mein aktuelles Leben im Diesseits?